COMMENT LES ADOLESCENTS PERDENT DU POIDS ET LE GARDENT : PERTE DE POIDS CONFIDENTIELLE...

Contenu

3

APERÇU DE LA PERTE DE POIDS

Aux États-Unis, l'obésité est devenue plus courante chez les hommes et les femmes de tous âges et de toutes origines ethniques depuis les années 1970 environ. Près de 69% des personnes, soit plus des deux tiers, sont désormais en surpoids ou obèses. Selon une étude, les Américains ont brûlé 130 calories de moins par jour au travail en 2010 qu'en 1960. Les différences entre les races sont importantes.

L'obésité est plus fréquente chez les hommes de race blanche.

Les hommes hispaniques sont plus susceptibles de n'avoir ni classe 1 ni classe 2 d'obésité.

L'obésité extrême est plus fréquente chez les hommes noirs.

La majorité des femmes hispaniques sont en surpoids.

Les femmes noires sont les plus susceptibles de souffrir d'obésité et d'obésité sévère.

Une alimentation saine et un ajustement de l'exercice sont nécessaires pour une perte de poids efficace. Tout d'abord, passons en revue quelques informations de base sur l'obésité, ses dangers et l'importance d'atteindre et de maintenir un poids raisonnable.

Une augmentation du pourcentage de graisse corporelle est connue sous le nom d'obésité. Les National Institutes of Health (NIH) proposent trois méthodes pour évaluer les risques pour la santé associés à la prise de poids :

Effectuez un calcul de l'indice de masse corporelle (IMC).
Prenez un tour de taille.
Comprenez vos antécédents médicaux.
Pour la plupart des gens, il existe une corrélation entre le poids et le pourcentage de graisse corporelle. Cependant, ce n'est pas toujours le cas. Les culturistes, par exemple, peuvent être lourds et avoir un IMC élevé, mais comme leur pourcentage de graisse corporelle est faible, ils ne courent pas de risque accru pour leur santé.

Déterminez d'abord votre IMC, car à mesure que votre IMC augmente, vos risques pour la santé augmentent également.

1. Si votre IMC est inférieur à 18,5, vous êtes considéré comme ayant un poids insuffisant.

2. Un IMC de 18,5 à 24,9 est considéré comme normal.

3. Si votre IMC se situe entre 25 et 29,9, vous êtes en surpoids.

4. Il existe trois types d'obésité :

IMC de 30 à 34,9 pour l'obésité de classe 1

IMC de 35 à 39,9 pour l'obésité de classe 2

Un IMC supérieur à 40 définit l'obésité de classe 3.

COMPLICATIONS DE SANTÉ LIÉES À L'OBÉSITÉ

1. Diabète de type 1

2. Tension artérielle élevée

3. Dyslipidémie

4 tact

La plupart des cancers (le risque de maladie pulmonaire augmente avec le poids)

6. L'apnée obstructive du sommeil, l'une des maladies liées à l'obésité les plus souvent sous-diagnostiquées.

7. Arthrite et discopathie dégénérative

maladie de la vésicule biliaire

9. Brûlures d'estomac

10. Maladie du foie gras liée à l'alcool

11. Syndrome des ovaires polykystiques et infertilité

12. Insuffisance veineuse

perte de poids

Les problèmes associés au surpoids peuvent être traités et même évités grâce à la perte de poids et au maintien. Perdre du poids peut faire baisser votre tension artérielle.

Raisons de la prise de poids involontaire

Certains aliments que vous mangez, tels que B. les repas et les boissons sucrés peuvent entraîner une prise de poids accidentelle. Cependant, il existe des situations où le gain de poids peut survenir en raison d'un problème médical caché.

La prise de poids peut être très irritante, surtout si vous ne savez pas ce qui la cause.

Bien que la nourriture soit souvent le principal facteur de prise de poids, d'autres facteurs tels que le stress et le manque de sommeil peuvent également jouer un rôle.

Voici les raisons pour lesquelles les gens prennent du poids involontairement.

Stéatose hépatique non alcoolique

Lorsque la graisse s'accumule dans les cellules de votre foie, elle peut endommager votre foie et éventuellement entraîner des cicatrices (une affection appelée cirrhose du foie), qui peut éventuellement entraîner une défaillance complète de votre foie. Avant que le mal ne soit fait, il se peut qu'il n'y ait aucun symptôme. Bien que les médecins ne soient pas sûrs de l'origine réelle de la stéatose hépatique , le surpoids augmente le risque de complications. Les personnes en surpoids sont deux à trois fois plus susceptibles de subir ces dommages. Cependant, cela peut être inversé à l'aide d'un diagnostic et d'une thérapie précoces.

Malbouffe artificielle

Les aliments élaborés avec soin ne contiennent souvent que des composants et des additifs raffinés.

Ces produits sont peu coûteux, durables et difficiles à résister en raison de leur goût incroyable.

Les fabricants de produits alimentaires veulent augmenter leurs ventes en rendant leurs produits aussi savoureux que possible.

Vous mangez trop d'aliments hautement transformés.

L'avoine, les fruits surgelés et le yogourt sont quelques exemples de repas peu transformés.

Mais les aliments qui ont subi une transformation extensive, tels que Les aliments comme les céréales sucrées, les repas rapides et les dîners au micro-ondes contiennent un certain nombre d'ingrédients dangereux, notamment des sucres ajoutés, des conservateurs et des mauvaises graisses.

Et d'autres études ont établi un lien entre la consommation d'aliments hautement transformés et la prise de poids.

arthrose

Les tissus qui protègent le cartilage aux extrémités des os et des articulations sont sollicités par le surpoids, entraînant inconfort et raideur. De plus, l'augmentation de la graisse corporelle entraîne plus d'inflammation. Vos hanches, votre bas du dos et vos genoux subiront moins de stress, même si vous ne perdez que 5 % de votre poids corporel. (C'est une perte de poids de 190 livres sur 200.) L'exercice est l'une des meilleures choses que vous puissiez faire contre l'arthrite. Demandez à votre médecin quel type et quel dosage vous conviennent le mieux.

Marketing activiste

Les spécialistes du marketing pour les fabricants de malbouffe sont assez agressifs.

Parfois, ils essaient de promouvoir des produits très nocifs comme des produits sains, ce qui est une pratique contraire à l'éthique.

Ces entreprises font également de fausses déclarations. Pire encore, ils ciblent leur marketing spécifiquement sur les jeunes.

Dans la société moderne, les enfants deviennent obèses, diabétiques et dépendants de la malbouffe avant d'être suffisamment mûrs pour prendre eux-mêmes de telles décisions.

Triglycérides élevés

Bien que vos gènes y contribuent certainement, d'autres facteurs, notamment votre régime alimentaire et la quantité d'exercice, peuvent également jouer un rôle. Les aliments malsains peuvent entraîner une prise de poids et des niveaux plus élevés de triglycérides et de «mauvais» cholestérol LDL. L'obésité est un facteur de risque majeur de maladie cardiaque, qui tue environ 700 000 Américains chaque année. Les aliments solubles et riches en fibres comme l'avoine ainsi que les grains entiers supplémentaires, les haricots, les pommes, les vignes, les fraises, les aubergines et le gombo peuvent vous rassasier, réduire votre apport calorique et abaisser votre taux de cholestérol en même temps.

Consommation inadéquate d'aliments entiers

Si vous mangez fréquemment des aliments transformés, passer à un régime alimentaire plus complet est une stratégie simple et efficace pour favoriser la perte de poids et améliorer de nombreux autres domaines de votre santé.

En fait, manger des repas entiers et moins transformés est crucial pour perdre du poids.

tu te sens stressé

Un problème courant qui peut affecter votre poids est le stress chronique (32 source fiable).

Une augmentation des sensations de faim et des envies d'aliments riches en calories a été liée à l'hormone de stress cortical, qui peut contribuer à l'obésité (source fiable).

Comment les parents peuvent-ils accompagner la perte de poids de leurs enfants ?

«Pour faire de petits ajustements constructifs au fil du temps, par ex. Par exemple, réduire la taille des portions, faire des promenades en famille et manger moins souvent au restaurant est le meilleur moyen de maintenir un poids santé à long terme », a déclaré Steven Middleman, MD, PhD, directeur du programme CHLA sur le diabète et l'obésité. .

Comment puis-je me mettre en forme à la maison pour aider mon enfant ?

Limitez votre consommation de repas transformés et rapides.

Ils contiennent souvent plus de calories et de matières grasses. Au lieu de cela, remplissez la table de votre enfant de fruits et de légumes et passez à des versions à grains entiers de pain blanc, de céréales et de pâtes. En raison des fibres qu'il contient, votre enfant peut se sentir rassasié plus longtemps.

Comment puis-je encourager mes enfants à faire plus d'exercice?

Vous aider à perdre du poids

La santé doit passer en premier, pas la taille. Si vous voulez parler de sa prise de poids, attendez qu'elle revienne d'une visite chez le médecin, explique le Dr.

- Faites-en un effort de collaboration.
- Nous allons faire du shopping ensemble.
- Préparez son dîner.
- Augmentez votre niveau de responsabilité.
- Faites-en une routine.
- Ou accompagnez-les au gymnase.
- Prenez un cours de danse.

De nombreux régimes à la mode, programmes de perte de poids ou escroqueries pures et simples prétendent obtenir une perte de poids rapide et facile. Cependant, l'élément fondamental d'un programme de perte de poids réussi reste un régime équilibré et hypocalorique couplé à une activité physique accrue. Pour une perte de poids réussie et à long terme, vous devez changer en permanence vos habitudes alimentaires et de vie.

Comment faites-vous des changements aussi profonds ?
Mange doucement

« Je montre à mes clients comment choisir leurs repas, bien goûter chaque bouchée avant de la prendre et mastiquer lentement. Je leur demande de bien mâcher leur nourriture avant de l'avaler, puis de recommencer. Il faut du temps pour réaliser quand nous sommes rassasiés. Manger plus lentement augmente notre sensation de satiété et favorise l'appréciation des repas.

Faites attention aux premiers 5-10%

Au lieu de vous dire : « J'ai besoin de perdre 25 livres » et de vous submerger dans la poursuite d'un objectif apparemment impossible, pensez aux bienfaits pour la santé d'une perte de poids, même modeste.

Bennett suggère de rendre vos objectifs plus réalisables. Votre santé peut s'améliorer considérablement si vous perdez aussi peu que 5 à 10 % de votre poids corporel (TBW), ce qui réduit votre risque de maladies telles que le diabète de type 2, les accidents vasculaires cérébraux, les maladies cardiovasculaires et de nombreux types de cancer.

Soyez satisfait de vos repas

« On nous dit si régulièrement quoi manger et si nous n'apprécions pas le repas suggéré, il est peu probable que nous développions des habitudes saines durables. Essayez-le avec des fruits frais. Apprenez à cuisiner de nouveaux plats savoureux et variés." . Pour rehausser la saveur, ajoutez des herbes et des épices. Ou, si vous préférez, découvrez la profondeur des légumes crus et cuits à la vapeur et la douceur des fruits. Il n'y a aucune raison pour que vous ne puissiez pas valoriser votre relation avec la nourriture.

Intégrez des activités aérobiques à votre routine quotidienne

Si vous voulez brûler les graisses rapidement, vous ne pouvez pas éviter les exercices aérobiques. Des études suggèrent que c'est le type d'exercice le plus efficace pour réduire la graisse du ventre. En brûlant de nombreuses calories, votre santé globale s'améliore. Par conséquent, commencez par des exercices de haute intensité tels que le jogging, la natation ou des cours d'aérobie. Cependant, gardez à l'esprit que la fréquence et la durée sont essentielles au succès.

Consommer plus de plantes

Selon les recherches, un régime à base de plantes est plus facile à maintenir qu'un régime hypocalorique, ce qui suggère également qu'il améliore la perte de poids [5]. De plus, il est riche en nutriments et offre de nombreux bienfaits pour la santé.

Boostez vos protéines

Augmenter votre apport en protéines peut réduire la faim et aider à prévenir la perte musculaire.

"Manger environ 25 à 30 grammes de protéines - deux cuillères de viande ou de volaille en poudre, 4 onces de poitrine de poulet - par repas peut stimuler l'appétit et vous permettre de réguler votre poids corporel", affirme le Dr. Albertson. La stratégie idéale consiste à s'assurer que chaque repas comprend une portion d'excellentes protéines.

Consommer plus d'eau

Selon les recherches, une consommation d'eau plus élevée est associée à une perte de poids, quel que soit le régime alimentaire ou l'activité [7]. Boire suffisamment d'eau aide à réduire les envies de sucre et à augmenter la sensation de satiété. L'eau est également nécessaire pour la combustion des graisses du corps pour la production d'énergie, ce qu'on appelle la biolyse.

Évitez la limonade.

Greaves recommande d'abandonner les sodas comme autre moyen d'obtenir un ventre plus plat. Elle souligne que les boissons gazeuses, en particulier les boissons diététiques, contiennent du sel, qui est l'une des principales causes de ballonnements. Optez pour du thé ou du café glacé non sucré au lieu d'un soda light.

Essayez une dissuasion d'un jour.

Bien que le jeûne et les jus ne soient pas le secret de la perte de poids à long terme, des célébrités comme Gwyneth Patrol et Bayonne ne jurent que par cela, perdant du poids et redémarrant leur corps. Ne mangez que des produits crus pendant une journée pour obtenir une version que vous pouvez conserver. Même si vous consommez globalement moins de calories, vous vous sentirez plus rassasié que si vous ne buviez que du jus.

Trouvez des repas pour faire le plein.

Aller à la gym? En choisissant des repas qui augmentent votre dépense calorique à la fois pendant l'exercice et tout au long de la journée, vous pouvez maintenir votre niveau d'énergie. Greaves recommande de choisir des grains entiers et d'autres crabes sains, ainsi qu'une variété de fruits et légumes. C'est du carburant quotidien qui est libéré au fil du temps. Vous n'aurez pas recours à des aliments malsains pour passer la journée.

Trouvez une activité physique régulière à faire.

La meilleure façon de perdre du poids de façon permanente est de faire des ajustements permanents. Commencez plus humblement que vous ne le pensez. Les gens s'engagent souvent trop lorsqu'ils sont diligents. À ce stade, cependant, il est facile de s'épuiser.

Veuillez partir.

Selon Tatyana Johnston, directrice de l'activité physique CPT et OMORPHO, "la marche fréquente est un moyen viable et pratique de brûler plus de calories et d'atteindre vos objectifs de perte de poids." C'est aussi un exercice à faible impact et pas très exigeant, ce qui augmente la probabilité que quelqu'un le poursuive.

Restez persévérant malgré les revers.

Avoir un revers dans vos efforts de perte de poids (comme sauter quelques jours au gymnase, par exemple) peut être démoralisant et écrasant, et cela peut vous faire dévier de votre trajectoire.

Imaginez un «mouvement de style de vie».

L'objectif est d'adopter une vision globale du style de vie souhaité et d'y intégrer le mouvement. Certaines personnes ont peu d'intérêt à s'entraîner dans un gymnase ou à suivre un cours de conditionnement physique. C'est bon. Selon Blasé, l'équitation, le ski, le surf, la natation ou la randonnée semblent être plus durables en termes d'exercice.

Il est important de trouver des moyens de faire plus d'exercice tout au long de la journée, que ce soit en montant les escaliers tous les jours au travail, en se promenant deux fois dans le pâté de maisons pendant votre pause déjeuner ou en tenant une planche dès le matin.

FORMER

Si vous ne faites pas encore d'exercice, commencer un programme d'exercices peut vous aider à brûler plus de calories chaque jour, ce qui vous aidera à perdre du poids. Si vous faites actuellement de l'exercice, vous pouvez modifier la durée ou la fréquence de votre exercice (tant que vous continuez à prendre au moins un jour de repos par semaine). Voici les directives d'exercice pour adultes (USDHHS 2021):

UTILISEZ DES PRATIQUES ALIMENTAIRES CONSCIENTES

Pour donner à votre cerveau une chance de reconnaître tous les signaux pendant que vous mangez, désactivez toutes les distractions (telles que les programmes télévisés ou les médias sociaux), mangez lentement, mâchez chaque bouchée complètement et reposez la fourchette entre les bouchées.

Limitez votre consommation de glucides transformés et de sucre.
Les repas emballés qui ne contiennent pas tous les ingrédients nécessaires contiennent souvent un excès de calories, des glucides transformés et des sucres ajoutés.

S'en tenir aux aliments entiers peut vous aider à perdre du poids en consommant moins de calories et plus de nutriments dans l'ensemble.

ÉVALUEZ VOTRE SOMMEIL

Les adultes doivent dormir 7 à 9 heures par nuit. Une faible énergie, des envies accrues d'aliments salés ou sucrés, une augmentation de la faim et une diminution de la motivation à faire de l'exercice peuvent tous être des effets de la privation de sommeil. Dormez plus pour améliorer vos chances de perdre du poids !

Servez et mangez plus de légumes.

Si vous servez trois légumes pour le dîner ce soir au lieu d'un seul, vous en mangez inconsciemment plus. Les gens sont tentés par plus de choix alimentaires pour manger plus, et augmenter sa consommation de fruits et de légumes est un excellent moyen de perdre du poids.

Perte de poids lorsque la soupe est servie

Vous consommerez globalement moins de calories si vous incluez une soupe à base de bouillon dans votre alimentation quotidienne. Pensez aux wontons chinois, à la soupe de tortilla ou au minestrone. La soupe est particulièrement bonne au début d'un repas, car elle ralentit l'absorption des aliments et réduit l'appétit. Ajoutez des légumes frais ou surgelés et faites cuire après avoir commencé avec un bouillon faible en sodium ou une soupe provenant d'un produit en conserve.

Perte de poids lorsque la soupe est servie

Vous consommerez globalement moins de calories si vous incluez une soupe à base de bouillon dans votre alimentation quotidienne. Pensez aux wontons chinois, à la soupe de tortilla ou au minestrone. La soupe est particulièrement bonne au début d'un repas, car elle ralentit l'absorption des aliments et réduit l'appétit. Ajoutez des légumes frais ou surgelés et faites cuire après avoir commencé avec un bouillon faible en sodium ou une soupe provenant d'un produit en conserve.

Eyeball ses vêtements minces

Accrochez un jean chaud, une jupe ou une vieille robe préférée où vous le verrez tous les jours. Cela vous aide à rester concentré. Pour obtenir ce prix à temps, choisissez un article un peu trop serré. Ensuite, pour votre prochain objectif humble et réalisable, sortez votre robe de cocktail de l'année dernière.

Régime pour perdre du poids rapidement

Régimes très hypocaloriques, très peu énergétiques, hypocaloriques et écrans LCD ; réduction de poids rapide dans le sens d'une réduction de poids; perte de poids rapide en cas de surpoids; Perte de poids rapide et obésité ; perte de poids rapide grâce à l'alimentation; perte de poids rapide grâce au jeûne intermittent ; Perte de poids rapide en mangeant dans un délai limité.

Le VLCD (Régime Très Basse Calorie)

Avec un VLCD, vous pouvez perdre jusqu'à 1,5 à 2 kg par semaine, ce qui vous permet de ne manger que 800 calories par jour. Les substituts de repas tels que les préparations pour nourrissons, les soupes, les shakes et les barres sont souvent utilisés à la place des repas réguliers dans les VLCD. Cela vous permet d'obtenir tous les nutriments dont vous avez besoin chaque jour.

Le VLCD n'est recommandé qu'aux personnes obèses qui ont besoin de perdre du poids pour des raisons médicales. Ces régimes sont souvent utilisés avant une chirurgie bariatrique. N'utilisez un VLCD qu'avec l'assistance de votre fournisseur. La majorité des médecins spécialistes déconseillent de prendre un VLCD pendant plus de 12 semaines.

Régimes hypocaloriques (LCD)

Pour les femmes, ces régimes permettent généralement de 1 000 à 1 200 calories par jour et pour les hommes, de 1 200 à 1 600 calories par jour. La plupart des gens qui veulent perdre du poids rapidement devraient opter pour un écran LCD plutôt qu'un VLCD. Mais un fournisseur doit toujours prendre soin de vous. Vous ne perdrez pas de poids aussi rapidement avec un écran LCD, mais un VLCD peut vous aider à perdre la même quantité de poids.

Un LCD pourrait manger à la fois des repas conventionnels et des substituts de repas. Pour cette raison, il est plus facile à suivre qu'un VLCD.

Consommation limitée dans le temps

Ce plan de régime devient de plus en plus populaire. Parfois, il est comparé au jeûne, cependant, les deux méthodes sont quelque peu différentes. Votre fenêtre d'alimentation quotidienne est limitée lorsque vous pratiquez une alimentation limitée dans le temps. Le rapport 16:8 est une tactique courante. Vous devez vous en tenir à ce régime et manger tous les repas dans une fenêtre de 8 heures, par exemple de 10h00 à 18h00. Vous ne pouvez rien consommer d'autre pendant cette période. Des études ont montré que cette stratégie peut entraîner une perte de poids rapide, bien qu'il soit actuellement difficile de savoir si la perte de poids est permanente.

Jeûne alternatif pendant la journée

Une méthode traditionnelle de réduction des calories est le jeûne.

Il a gagné en popularité ces derniers temps. Cela est en partie dû à la recherche humaine et animale démontrant les avantages du jeûne pour les personnes atteintes de diabète et d'obésité. Il existe plusieurs plans de jeûne et on ne sait pas lequel est le plus efficace. Le schéma 5:2 est l'un des plus courants. Cela nécessite deux jours de jeûne, ou VLCD, par semaine et cinq jours d'alimentation normale. Un régime basé sur le jeûne peut vous aider à perdre du poids rapidement.

Régimes à la mode

Afin de perdre du poids rapidement, certains régimes alimentaires limitent également considérablement les calories. Ces régimes peuvent parfois être dangereux. Ces régimes ne durent souvent pas assez longtemps pour produire une perte de poids à long terme. Si vous reprenez vos anciennes habitudes alimentaires après avoir arrêté le régime, vous courez le risque de reprendre du poids. Le régime le plus sûr pour la plupart des gens est celui qui implique une perte de poids hebdomadaire de 225 grammes à 500 grammes, soit 1/2 à 1 livre.

but de l'exercice

La restriction calorique est plus importante que l'exercice pour une perte de poids rapide. La façon dont vous devriez faire de l'exercice avec ce régime doit être discutée avec votre médecin. Votre médecin peut vous déconseiller de commencer un programme d'exercice avant d'avoir suivi un régime pendant un certain temps.

www.ingramcontent.com/pod-product-compliance
Lightning Source LLC
Chambersburg PA
CBHW071039260726
48661CB00007B/3071